EL FANTASMA DEL ASMA

EL FANTASMA DEL ASMA

El control de tu enfermedad y el inicio de la aceptación

Mónica Méndez Guerra

Número de Control de la Biblioteca del Congreso de EE. UU.:	2014910363
ISBN:		
	Tapa Dura	978-1-4633-8626-9
	Tapa Blanda	978-1-4633-8625-2
	Libro Electrónico	978-1-4633-8627-6

La información, ideas y sugerencias en este libro no pretenden reemplazar ningún consejo médico profesional. Antes de seguir las sugerencias contenidas en este libro, usted debe consultar a su médico personal. Ni el autor ni el editor de la obra se hacen responsables por cualquier pérdida o daño que supuestamente se deriven como consecuencia del uso o aplicación de cualquier información o sugerencia contenidas en este libro.

Este libro fue impreso en los Estados Unidos de América.

Fecha de revisión: 21/07/2014

Para realizar pedidos de este libro, contacte con:
Palibrio LLC
1663 Liberty Drive
Suite 200
Bloomington, IN 47403
Gratis desde EE. UU. al 877.407.5847
Gratis desde México al 01.800.288.2243
Gratis desde España al 900.866.949
Desde otro país al +1.812.671.9757
Fax: 01.812.355.1576
ventas@palibrio.com
635814
monicasa6@yahoo.com.mx

ÍNDICE

VIVE A NUESTRO LADO, SOMBRA DE TODOS LOS DÍAS, NOS ACECHA, NOS INTIMIDA HASTA EL GRADO DE PENSAR ¿ESTA CRISIS SERÁ MI ÚLTIMO DÍA? QUITÁNDONOS LA POSIBILIDAD DE PENSAR EN UN FUTURO.

SIN EMBARGO…LA VIDA DEPENDE DE CÓMO ENFRENTES, VIVAS, ACEPTES Y CONTROLES TU ENFERMEDAD.

"DATE LA OPORTUNIDAD DE VIVIRLA DIFERENTE"

Para mis amados hijos,
Enrique, Ricardo y Mónica.

Para mi hermosa madre, las más valiente.
Gracias por tu gran ejemplo.

A Francisco Ángel, por sus enseñanzas, gran
detonador para continuar con este sueño.
Anand Dilvar

Dra. Rocío Chapela, gracias por creer en mí y por su
confianza depositada, todos estos años. Con cariño.

Con gran agradecimiento a mi hermoso INER

Gracias a todos mis pacientes que me dieron sus historias de vida,
siempre en un cuadro de confianza, respeto y cariño.

Para que pueda ser, he de ser de otro,
salir de mí,
buscarme entre los otros,
Los otros que no son sí yo no existo,
los otros que me dan plena existencia
Octavio Paz

EL INICIO DEL INICIO

Aún era una joven adolescente con sueños y con grandes deseos de triunfar y realizar una carrera como la Psicología que me permitiera, no sólo obtener independencia económica sino también poder ayudar y motivar a personas inseguras, deprimidas, con problemas emocionales y personales, y también sin duda… resolver los problemas que yo misma tenía en esos momentos.

Cuando tuve la oportunidad y la gran fortuna de ingresar a trabajar en el Instituto Nacional de Enfermedades Respiratorias, fue de gran sorpresa ya que en ese entonces era fumadora y me integré a trabajar en la Clínica de Ayuda para dejar de fumar. Lo cual me motivó a dejar de fumar a muy corta edad.

En ese momento mis sueños no quedaron ahí, me preparé más y entré a una maestría para especializarme en adicciones, lo que fue de gran ayuda para mis pacientes, logrando que muchos de ellos dejaran de fumar; llenándome hasta la fecha de gran satisfacción.

Por cuestiones de la vida misma y del desarrollo personal, me encontré en la necesidad de cambiarme de área y así fue como ingresé a la clínica de asma, en la cual encontré grandes especialistas en el tema, hermosas personas que me recibieron con cariño y confianza- en pocas palabras-creyeron y confiaron en mí.

Mi ingreso a la clínica de asma me llenó de entusiasmo, impartí pláticas con enfoque psicológico y me gané el afecto de muchos pacientes que aún recuerdo con mucho cariño.

Cuando pude darme cuenta que mis pacientes reaccionaban bien a mi terapia y que se les veía más contentos, animados y con más apego a su tratamiento, de un momento a otro empezaron a llegar más, por lo cual no me daba abasto, así que, organicé terapias grupales conformadas de 10 a 12 personas aproximadamente. Obtuve una gran asistencia y muy buena respuesta, logrando que en todo un año, ninguno de mis participantes desencadenara o presentara una crisis asmática.

Esto no quedo aquí, a pesar de que tuve cambios a otras áreas, siempre tuve la esperanza de expresar de alguna manera mi preocupación por lo que mis pacientes sufrían, pensaban y sentían.

¿Pero qué sucede con todos aquellos pacientes que no llegan a nuestra Institución y que de la misma manera sufren y se preocupan por su enfermedad? Sabía que tenía que llegar a todas esas personas que no son atendidas en nuestro Instituto y que era de gran necesidad de que obtuvieran información sencilla que les ayudara a sentirse mejor y mejorar su calidad de vida, sobretodo emocional.

Este libro es dedicado a todas aquellas personas que se han sentido desamparadas, poco entendidas, rechazadas, con miedo por padecer una enfermedad incurable, con la cual, tendrán que vivir, el resto de su vida.

– De ahí el título del libro- *"EL FANTASMA DEL ASMA".*

Los siguientes pensamientos fueron hechos pensando en ustedes y fueron realizados por cada uno de mis hijos:

La vida siempre te pondrá obstáculos, pero también te dará lo necesario para superarlos, recuerda que si tú no luchas, nadie más lo hará por ti -
Ricardo A. González Méndez

Lo más importante para salir adelante… es creer ciegamente en que se puede lograr todo lo que uno se proponga en la vida.
Enrique R. González Méndez

En la vida, encontraremos todo tipo de piedras en nuestro camino, depende de nosotros si queremos esquivarlas o tomarlas con la mano y aceptar que están ahí.
Mónica González Méndez

PRÓLOGO

Por naturaleza, el ser humano tiene la necesidad de obtener méritos, reconocimientos y salud para obtener logros que le puedan proporcionar seguridad, bienestar, sensación de tranquilidad y, a su vez le permita reforzar el concepto que tiene acerca de sí mismo. Sin embargo todos estos buenos deseos y sueños pueden ser limitados por la aparición de una enfermedad crónica e incurable como es el asma.

Al parecer, el Asma ha acompañado al humano desde los inicios de las primeras civilizaciones; se habla de ella en los más antiguos escritos griegos, árabes y chinos, siempre buscando una causa evitable sin encontrarla y múltiples métodos para curarla, sin lograrlo.

Siglos después y a pesar de la avanzada tecnología con que se cuenta, seguimos sin poder responder a cabalidad las dos preguntas que nos hacemos médicos y pacientes: ¿Qué es el asma?, ¿Cómo curarla?

El asma afecta a más de 300 millones de personas en el mundo y en México a más de medio millón. Es una enfermedad que todavía no sabemos cómo curar pero sabemos cómo controlar hasta el punto de que el paciente pueda llevar una vida normal.

Se le llama Asma a un grupo de síntomas del aparato respiratorio que se presentan en forma intermitente. Su frecuencia e intensidad es de lo más variado, desde unas cuantas veces al año con un poco de tos y dificultad para hacer ejercicio, hasta continuamente, con falta de aire que impide cualquier actividad, necesidad de atención en urgencias y ocasionalmente la muerte.

Sabemos que en la mayoría de los casos, pero no en todos, el componente genético del asmático juega un papel importante; sabemos también que el medio ambiente interno y externo es capaz de hacer aparecer los síntomas y cada vez conocemos mejor los caminos por los cuales la inflamación de los bronquios se inicia, persiste y se resuelve.

También sabemos que los aspectos emocionales tienen un papel importante para desencadenar, precipitar y agravar una crisis asmática. En la actualidad se sabe mucho más del asma que siglos atrás y día a día contamos con mejores métodos para tratarla.

Estamos muy cerca de saber que es el asma y como curarla. Espero que éste libro logre resolver algunas dudas y les ayude a controlar mejor su enfermedad.

El pensamiento y la actitud que tengas hacia la enfermedad te ayudará sin duda; a controlarla mejor y a aprender a vivir con ella. La forma más adecuada es conocer más de tu enfermedad, pedir orientación e información acerca de los medicamentos que te ayudarán a controlarla y seguir al pie de la letra las indicaciones de tu médico y de tu psicólogo.

Dra. Rocío Chapela Mendoza

Biografía de Dra. Chapela

Dra. Rocío Chapela Mendoza

Médico con Especialidad en Neumología, actualmente Coordinadora de la Clínica de Asma del Instituto Nacional de Enfermedades Respiratorias de la Cd. De México.

Una gran eminencia en el tema del asma desde hace 35 años, siendo una de las pioneras en el control de la enfermedad. Cuenta con un gran número de Publicaciones sobre el tema. Y pertenece al Sistema Nacional de Investigadores.

Siempre se ha preocupado por la salud de sus pacientes y sobretodo se caracteriza por ser un gran ser humano

Mi sentir como psicóloga, es ser tu amiga, es mirarte y escucharte
Aprender cómo eres y quererte cómo eres – mi táctica es
hablarte y construir con palabras un puente indestructible
que te lleve a la aceptación de tu enfermedad-

INTRODUCCIÓN

Todo lo que verán reflejado en este libro, tiene que ver con el trabajo directo que he tenido con mis pacientes asmáticos, experiencias y enseñanzas que ellos me otorgaron.

Primeramente quiero llevarte de la mano para que conozcas tú enfermedad, cómo se clasifica el asma de acuerdo a su gravedad, cuáles son los principales factores que te la desencadenan, como puede afectarte emocionalmente, así como, darte a conocer las herramientas para que la puedas controlar.

La problemática para llegar a un diagnóstico certero es de suma importancia ya que se necesitan algunos estudios específicos. El apoyo que recibas de tus familiares, ayudarán a sentirte mejor ya que te apoyarán a seguir adelante con tu vida diaria; percibiendo y sintiendo tu enfermedad de la manera más positiva posible.

Conocer la importancia de realizar una buena respiración, te dará la oportunidad y ventaja de la práctica de la relajación. La consciencia de tu enfermedad y de tus emociones asociadas a ella y te permitirá sin duda, tener un mejor control de tus crisis asmáticas.

Desafortunadamente, el pensamiento de un enfermo asmático cambia desde el momento que se le presenta la primera crisis; ustedes que están leyendo esto, saben lo que es no poder respirar. Generalmente vienen a su mente pensamientos negativos como miedo a morir asfixiados; esto es sin duda ""aterrador".

Pero... ¿qué pasa en la vida personal, social y familiar de un paciente con asma?, ¿Qué piensa?, ¿Sus pensamientos hacia la vida y su futuro se mantienen iguales? Por supuesto que la reacción será distinta para cada persona ya que dependerá de su temperamento y a su manera de reaccionar ante eventos difíciles desde sus primeros años de vida; de su personalidad (que es formada durante los primeros 5 años de vida), de la manera que aprendió a solucionar sus problemas (que es generalmente enseñados por los padres), así como, de la capacidad que tiene para pensar congruente y positivamente a lo que le pasa, por más difícil que esto sea.

Un sólo pensamiento negativo que no sea bien manejado por el enfermo puede ser esclavizante, puede ser aniquilador, perturbador y lo más terrible obsesivo y casi imposible sacarlo de nuestra mente. Un pensamiento obsesivo de muerte inminente distrae al enfermo de las alegrías de la vida, de su entorno, crecen las preocupaciones en cuanto sus familiares más queridos. Son personas que se preocupan y piensan demasiado en su enfermedad y disminuye sin duda su calidad de vida.

Todo pensamiento empezará a girar en su mente y se vuelven máquinas de pensamientos pesimistas y negativos:

1.- Me moriré pronto.

2.- Sufriré mucho.

3.- No tiene cura.

4.- Mi familia sufrirá mucho.

5.- Ya no podré hacer nada.

6.- Soy un inútil.

7.- No tengo dinero para comprar mi medicina.

8.- No quiero ser una carga para nadie.

9.- Se los voy a contagiar a mis hijos (pensamiento falso).

10.- Mi familia me dejara de querer.

11.- Los internamientos son muy caros.

12.- Mi familia no me entiende.

13.- Mi familia cree que me hago la enferma o enfermo.

14.- En muchos casos no me creen que estoy teniendo una crisis.

15.- Prefiero morirme a vivir con esto.

16.- No puedo salir a ningún lado, etc.

Seguramente te sentirás identificado con algunos de ellos, sin embargo es importante que sepas que estos pensamientos pueden ser controlados por ti, puedes cambiar su significado y su poder sobre ti y lo más hermoso es que tú y sólo tú, podrás controlar tu enfermedad, regresará y recuperarás tu autoestima, tu seguridad, tu vitalidad y tu alegría para seguir adelante con tu vida.

Trataré de llevarte de la mano, paso por paso, para que conozcas más de tu enfermedad, que necesitas hacer para cambiar tus pensamientos hacia ella, aceptar la enfermedad como parte de tu vida, qué medicamentos son los adecuados, conocerás más acerca de la importancia de tu respiración aprendiendo a relajarte y lo más maravillosos de esto es que podrás evitar muchas crisis asmáticas.

El objetivo del "Fantasma del Asma" será, proporcionarte como paciente asmático: orientación, información y herramientas que te ayuden a manejar tu enfermedad. También es importante que sepas que no estás sólo; que es una enfermedad que la puedes controlar, y que los medicamentos para el asma que existen en la actualidad cada vez son más efectivos.

Recuerda -todo lo que hagas por ti y para ti te ayudará a sentir más confianza en ti mismo y aprenderás a vivir con tu enfermedad y a no luchar contra ella-

Espero de corazón que este libro te de las herramientas necesarias para que tú y tu familia, comprendan mejor tu enfermedad y de esta manera poder controlarla con mayor éxito.

Con cariño, Mónica

CAPITULO 1

¿QUE ES EL ASMA?

La angustia y la desesperanza llega a nuestros corazones,
cuando no tenemos respuesta ni solución palpable a
nuestras enfermedades.

¿Asma?, una enfermedad que llegó a ser aterradora, mataba a quienes la padecían y existían una gran cantidad de tabúes y desinformación acerca de ella, actualmente se sabe con certeza que el asma bronquial es una enfermedad inflamatoria crónica de las vías aéreas, que se caracteriza por una obstrucción bronquial variable y reversible ya sea espontáneamente o con tratamiento, que cursa con un aumento de la respuesta de la vía aérea frente a gran variedad de estímulos: alérgenos, fármacos, ejercicio, aire frio, risa, llanto, humo, etc. De los pacientes que la padecen del 5 al 10 % de la población, tiene que ver por Aspectos ambientales, otro porcentaje por cuestiones hereditarias y otro tanto de gran importancia, por cuestiones emocionales.

Se trata pues de un trastorno episódico en el cual los ataques se intercalan con períodos asintomáticos.

Las características de la enfermedad son:

- **Inflamación de las vías aéreas (bronquios).** Es la respuesta producida por el aumento de la sensibilidad bronquial y provoca obstrucción. Produce un incremento de las secreciones y la contracción de la musculatura bronquial.

- **Aumento de la excitabilidad bronquial**: Tras la exposición a diversos estímulos (humos, gases, olores, aire frío, ejercicio, risa, tos, etc.), los bronquios de los asmáticos se contraen de una forma exagerada produciendo el estrechamiento de la vía aérea

- **Obstrucción de los bronquios**: Que puede ser variable y es reversible. En el momento de las crisis, el aire circula con dificultad, produciendo los clásicos silbidos, sobre todo al exhalar el aire, y la sensación de falta de aire, fatiga o de sensación de ahogo, con respiración entrecortada. Cuando la crisis se ha resuelto, el aire puede moverse normalmente por los bronquios, desapareciendo los síntomas, aunque pueda persistir la inflamación.

CLASIFICACIÓN DEL ASMA.

Es importante que como paciente sepas cómo se clasifica el asma, esta tendrá que ver con la gravedad de tu asma y tu médico tratante será el indicado para decirte y orientarte en que hacer de acuerdo a la clasificación en que te encuentres, de esta manera podrás conocer y recuperar el control de tu vida aún y con tu enfermedad.

En la actualidad existe una guía que fue elaborada por expertos de diferentes partes del mundo conformando La Iniciativa Global Contra el Asma (GINA). La clasificación del asma tiene que ver directamente con la gravedad de la enfermedad. Por un lado están aquellos que la padecen en su forma más benigna; es decir, que la mayor parte del tiempo están asintomáticos, casi nunca presentan crisis, presentan pruebas de función respiratorias dentro de los parámetros ideales y hacen consumo ocasional de medicación para el control de las molestias a estos pacientes se les clasifica como asma intermitente. Por otro lado están todos aquellos casos en que los síntomas son más frecuentes, en el que la función respiratoria se modifica y se requiere una mayor cantidad de medicamentos para poder controlar las crisis asmáticas que son más frecuentes, estos pacientes se clasifican como asma persistente y estos a su vez de acuerdo a su gravedad se clasifican como leves, moderados y graves.

A continuación elaboré un cuadro, en el que de acuerdo a tus síntomas podrás identificarte y ubicarte en algunas de las clasificaciones que a continuación se presentan:

Las clasificaciones no son "etiquetas" simplemente son categorías que los grandes expertos en asma utilizan para diagnosticarte mejor y saber cómo manejar tu asma de la manera más adecuada.

Asma Intermitente	Asma leve persistente	Asma moderada persistente	Asma grave persistente.
No requiere medicamento diariamente	Requiere medicamentos diariamente antiinflamatorios 500 mg y broncodilatador.	Requiere medicamentos diariamente antiinflamatorio 1000 mg Beclometazona o equivalente	Medicamentos diariamente: Antiinflamatorio: Glucocorticoesteroide 1000 mg,, Broncodilatador de acción prolongada
Uso de Broncodilatador de acción rápida.	La dosis y frecuencia del broncodilatador depende de la gravedad de la exacerbación	Es recomendable también la utilización de Glucocorticoesteroide inhalado, dosificando de acuerdo a sus síntomas	Si es necesario administrar: teofilina, Antileucotrieno y Glucocorticoesteroide oral
Salbutamol por razón necesaria	Y el antiinflamatorio es indicado diariamente para control a largo plazo	Utilización del broncodilatador de acción rápida.	Utilización de broncodilatador de acción rápida, se utilizará diariamente para el control a largo plazo
La frecuencia y dosis dependerá de la gravedad de la exacerbación		La frecuencia y dosis dependerá de la gravedad de la exacerbación	Síntomas nocturnos> 1 vez a la semana
Síntomas < 1vez por semana	Síntomas > una vez por semana.	Síntomas nocturnos > dos veces al mes	Uso diario de β2 agonista inhalado de acción rápida

Exacerbaciones breves	Pero < 1 vez al día	Síntomas diariamente	Síntomas diariamente
Síntomas nocturnos nos más de 2 veces por mes	Las exacerbaciones pueden afectar la actividad y el sueño	Las exacerbaciones pueden afectar la actividad y el sueño	Exacerbaciones frecuentes, síntomas nocturnos frecuentes y limitación de actividad física
FEV1 o PEF > 80% del predicho	FEV1 o PEF > 80% del predicho	FEV1 o PEF >60-80% del predicho	FEV1 o PEF > 60% del predicho
Variabilidad del FEV1 o PEF < 20%	Variabilidad del FEV1 o PEF 20-30%	Variabilidad del FEV1 o PEF > 30%	Variabilidad FEV1 o PEF > 30%

Clasificación del asma. Iniciativa Global contra el Asma. GINA

LA PROBLEMÁTICA DEL DIAGNÓSTICO DE TU ENFERMEDAD

Ten confianza en ti, no te quedes con el primer diagnóstico, tienes todo el derecho de pedir otras opiniones y sobre todo... no te desesperes.

Cuando aparece el asma por primera vez en tu vida, recibes un gran número de opiniones al respecto, entre ellos las de tus amigos, tus familiares, tus vecinos, creando más angustia e incertidumbre. No cabe duda que la opinión de una persona especializada en el tema, siempre será la mejor opción.

Muchos de los pacientes sufren realmente un vía crucis, visitando un gran cantidad de Centros de Salud e Instituciones para encontrar el diagnóstico real de su enfermedad. En un sentido clínico, el diagnóstico de asma suscita controversia por la gran cantidad de patrones y sintomatología que puede confundirse con otras enfermedades.

Para poder llegar a un diagnóstico certero, es importante llevar a cabo varios estudios, realizando una minuciosa historia clínica, con antecedentes familiares, que incluya síntomas, signos, factores desencadenantes, y sí tú médico tratante tiene alguna duda de su diagnóstico se te realizará una evaluación de su función pulmonar. Es también importante que se te realicen estudios como toma de muestra de sangre, expectoración (toma de muestras de flemas), y en caso de que tú médico tratante tenga alguna duda de tus síntomas, deberá realizar otros estudios más especializados para ver la respuesta de tus bronquios; por medio de medicamentos como los broncodilatadores (Salbutamol), espirometrías y en ausencia de éstas la realización de flujometrías.

Aunque un fenómeno que caracteriza al asma es la hiperreactividad de las vías aéreas, también ésta puede presentarse en otras enfermedades tales como bronquitis crónica, fibrosis quística, displasia broncopulmonar o rinitis alérgica, e incluso se puede encontrar en el transcurso del catarro común, el tabaquismo o la inhalación de gases tóxicos como el ozono.

LA IMPORTANCIA DE LA ESPIROMETRÍA COMO PRUEBA DIAGNÓSTICA DE TU ENFERMEDAD

Si tú médico ha valorado tús síntomas y aún tiene duda del diagnóstico, seguramente te pedirá que te realices una espirometría

La espirometría es un examen sencillo de realizar, no duele y se realiza con un espirómetro que se conecta a tu boca, sirve para medir tu volumen pulmonar es decir, la capacidad de llenar tus pulmones al máximo. Este estudio se ve reflejado por unas curvas que el mismo aparato registra, observándose los cambios de volumen y flujo de aire. El resultado puede variar de acuerdo al tamaño de tus pulmones, de tu estatura, si eres hombre o mujer y de la edad.

Y si tu médico tiene alguna duda de tu diagnóstico tendrá que canalizarte a alguna de las Instituciones especializadas, que tienen el equipo adecuado para llevarla a cabo.

Representación de un bronquio normal y un bronquio de un enfermo asmático

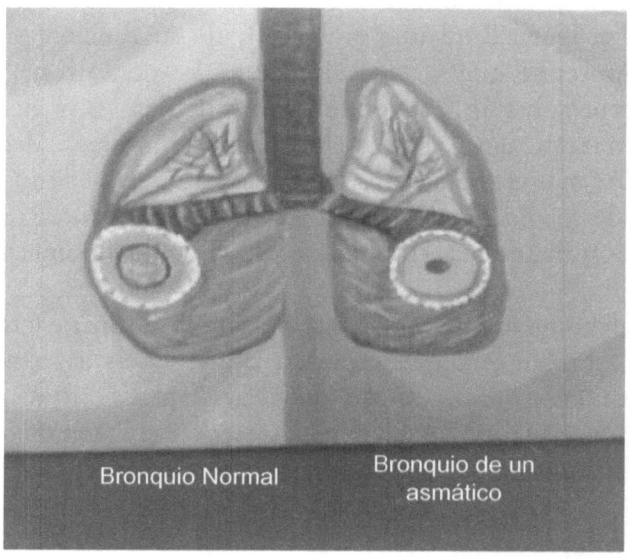

Bronquio Normal   Bronquio de un asmático

Mónica Méndez Guerra.
Óleo sobre tela.

SÍNTOMAS ASOCIADOS A LA ENFERMEDAD Y PRINCIPALES FACTORES DESENCADENANTES.

No niegues tus síntomas, tú te mereces estar mejor, respirar mejor y tener una mejor calidad de vida.

¡Asma no creo que existas, no quiero que existas! Cambias mi vida, mi entorno, me llenas de tristeza y de angustia, mis familiares se preocupan.
¿Sabes? ¡Es mejor que desaparezcas!
*– **Lo mejor es la aceptación** –*

DISNEA (falta de aire)

La falta de aire es uno de los síntomas más frecuentes, sin embargo en las crisis asmáticas muy graves la disnea o falta de aire puede ser enmascarada por la ansiedad que el paciente sienta, porque llegan a él pensamientos de muerte inminente o sea que no saben si sobrevivirán a ésta crisis. Y una excesiva reacción (hiperreactividad) de los bronquios; puede provocar anormalidades en tu intercambio gaseoso.

SIBILANCIAS

Son silbidos o sonidos causados por las vías aéreas que se encuentran más cerradas por su inflamación.

TOS

Que puede ser persistente y que puede aumentar durante la noche.

OPRESIÓN DEL PECHO

La disnea o falta de aire, generalmente va acompañada por una fuerte opresión de pecho, lo cual puede asustarte porque puedes pensar que es problema de tu corazón, sin embargo, este dolor se presenta porque es imposible jalar el aire que tú necesitas

"conocer es controlar"

Principales factores desencadenantes que debes conocer

A continuación tengo interés en que conozcas cuáles son los principales motivos que te pueden ocasionar o agravar una crisis asmática, es importante que los consideres, ya que si los evitas, podrás controlar mejor tu asma

1)   Alérgenos: Son todos aquellos productos o cuestiones ambientales que pueden provocarte alergia y que por lo tanto pueden iniciarte una crisis, entre ellos tenemos: Pólenes (principalmente en primavera cuando se da la polinización de las flores), esporas de hongos, ácaros (que son microscópicos, viven en nuestras almohadas y colchones, se alimentan de nuestra piel muerta que soltamos diariamente y sus excretas son sumamente alergénicas, caspa de animales(perros, caballos, gatos), excremento y plumas de aves; antibióticos, humedad y generalmente están asociados con la estación del año. Para saber si tú eres alérgico a algo y que respondes a esto con una

crisis asmática, es importante que te hagas pruebas cutáneas, las cuáles son realizadas por médicos alergólogos.

2) Medicamentos: es importante que evites e identifiques si eres alérgico a algún medicamento, estos pueden ser antibióticos o algunos analgésicos como el ácido acetilsalicílico (aspirina), No consumirlas puede sin duda evitarte un crisis asmática y una probable hospitalización.

3) Ejercicio: Este también puede ser un desencadenante, pero generalmente si utilizas un broncodilatador (Salbutamol), antes de iniciar algún ejercicio, podrás realizarlo.

4) Irritantes: Aromas y vapores químicos, contaminantes del aire, humo, limpiadores, insecticidas, cloro, perfumes, cosméticos, etc.

5) Infecciones: resfriados o gripas.

6) Factores emocionales: Fatiga, estrés, tristeza, depresión, excesiva alegría, risa, etc.

7) Cambios hormonales.

8) Herencia.

Asociación con otras enfermedades, cómo: rinitis alérgicas, reflujo gastroesofágico, pólipos nasales, sinusitis, problemas con la tiroides (hipertiroidismo) o como respuesta pre – menstrual.

Herencia: Que algunos de tus familiares haya padecido la misma enfermedad, aumenta la posibilidad de que tú o tus hijos la padezcan.

Ritmo circadiano, esto es que generalmente se agudiza cuando duermes.

Y......

EMOCIONALES
DESENCANDENANTES SUMAMENTE
IMPORTANTES, SÓLO QUE NO SE LES DA
LA IMPORTANCIA QUE MERECEN.

Lo que tu sientas, lo que tu sufras, lo que tus esperes de tu crisis (atención, amor, cariño o depresión)

Sin duda provocará tu crisis

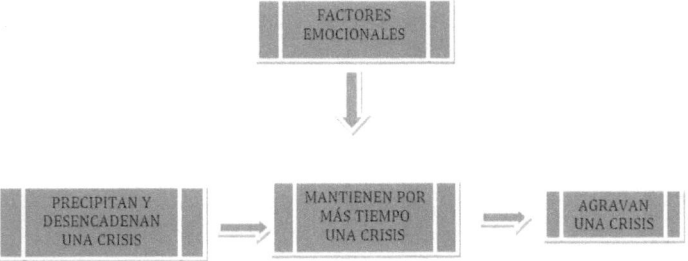

Cómo puedes observar en el cuadro anterior, un factor emocional, es capaz de precipitar una crisis, mantenerla por más tiempo, alargando la estancia hospitalaria y agravando la enfermedad, poniendo en peligro tu vida.

¿Qué es una enfermedad crónica?

Es una enfermedad no curable pero… puede ser controlable.

Las enfermedades se pueden clasificar de dos formas: agudas y **crónicas**. Las enfermedades agudas (como un catarro o una gripe) suelen durar relativamente poco. Sin embargo, las enfermedades crónicas son problemas de salud incurables pero, en muchos casos controlables, (la palabra "crónico" proviene del término griego chronos, que significa tiempo).

El padecer un trastorno crónico no implica necesariamente tener una enfermedad grave o que puede poner en peligro la vida de una persona — aunque algunas enfermedades crónicas, como el cáncer y el SIDA, lo pueden hacer. Dentro de las enfermedades crónicas también se incluyen trastornos como el asma, la artritis y la diabetes. A pesar de que los síntomas de una enfermedad crónica pueden desaparecer con cuidados médicos, generalmente la persona sigue padeciendo la enfermedad subyacente; aunque los tratamientos que recibe pueden implicar que se sienta sano y se encuentre bien gran parte del tiempo.

Cada enfermedad crónica tiene sus propios síntomas, tratamiento y evolución, exceptuando el hecho de que son relativamente duraderas, las distintas enfermedades crónicas no se parecen necesariamente entre sí en otros aspectos. La mayoría de las personas que padecen enfermedades crónicas no piensan en ellas mismas como en un "enfermo crónico", sino como en alguien que padece un trastorno específico; como el asma, la artritis, la diabetes, el lupus, la anemia falciforme, la hemofilia, la leucemia o la enfermedad concreta que tengan.

Si padeces una enfermedad crónica, es posible que no sólo te afecte físicamente, sino también emocional, social y a veces, incluso, económicamente. La forma en que a una persona le afecta una enfermedad crónica depende de la enfermedad en particular que tiene y cómo ésta repercute sobre su cuerpo, la gravedad de la enfermedad y el tipo de tratamientos que requiere.

Aceptar la realidad de padecer una enfermedad crónica requiere tiempo, pero hay personas que están dispuestas a aprender más sobre su enfermedad, a buscar y aceptar el apoyo de los demás y a participar activamente en el cuidado de su salud esto traerá como consecuencia sin duda, éxito en el proceso de afrontamiento.

El diagnóstico de asma no es sencillo, hay que realizar una serie de estudios para poder asegurar que un paciente tiene asma, lo que hace que el paciente se deprima, se sienta inútil y en ocasiones experimente un gran miedo de morir asfixiado. Muchos de los pacientes comentan que antes de saber su diagnóstico tuvieron que vivir una trayectoria entre centros de salud y hospitales o Instituciones; ya que habían pasado muchos años antes de saber que tenían asma para poder llevar un tratamiento adecuado; sin embargo, hay muchos otros, que para poder controlar por completo su asma fueron canalizados por su médico a una intervención psicológica para manejar de manera adecuada sus pensamientos y emociones asociados a su enfermedad y dejar a un lado sus ganancias secundarias (cómo llamar la atención, recibir cariño y amor por parte de sus familiares etc.,), entendiendo, que más que ganar, se enfrentan a hospitalizaciones costosas y peligro inminente de muerte cada que presentan una crisis asmática.

CONSECUENCIAS EMOCIONALES Y PENSAMIENTOS ASOCIADOS

¿Qué pasa cuando una persona se entera de que tiene una enfermedad crónica e incurable como el asma?

Generalmente la reacción que se tiene ante una noticia de esta característica, dependerá de cada persona, Algunas reaccionan de una manera optimista y flexible y mantendrán buenos recursos para salir adelante. Sin embargo, otros recurren de manera inconsciente a un pensamiento negativo y muestran incapacidad para aceptar la enfermedad; son pesimistas y piensan que su vida ya no será igual, se sienten inútiles y sin esperanza. Las siguientes son las respuestas típicas de los pacientes que reaccionan negativamente.

Seguramente al leer lo siguiente te podrás identificar con algunas de ellas son parte de tus pensamientos negativos; pero recuerda que esta respuesta la puedes cambiar si tú quieres, requiere de voluntad y esfuerzo, pero tú puedes hacerlo y de ésta manera podrás mejorar tu calidad de vida.

❖ Desesperanza: Crees que todo está perdido, que todo esfuerzo es inútil; no ves ninguna oportunidad, te rindes pasivamente ante lo inevitable.

❖ Confusión y perturbación: Te muestras tenso, inquieto y excesivamente alerta ante cualquier riesgo, ya sea real o imaginario

❖ Frustración: Estás enfadado por no recuperarte en tu totalidad, por no obtener respuestas satisfactorias y por saber que tendrás que tomar medicamento de por vida.

❖ Abatimiento y depresión: Te muestras desanimado, retraído, apático o lloroso, a menudo inaccesible a la comunicación.

❖ Sentimiento de incapacidad e impotencia: Te quejas de ser demasiado débil para seguir luchando. Te sientes incapaz de tomar decisiones.

❖ Ansiedad y miedo: Te sientes al borde de la desilusión asustado y con temores específicos sobre un desastre inminente.

❖ Agotamiento y apatía: Te sientes exhausto y acabado, muestras más indiferencia que tristeza.

❖ Inutilidad y autorreproche: Te sientes con un sentimiento de culpa persistente. Te consideras incompetente, con una multitud de fallas y debilidades.

❖ Aislamiento doloroso y abandono: Te sientes solo, rechazado e ignorado por los demás.

❖ Negación y evitación: En tus comentarios y acciones le tomas poca importancia a tu enfermedad, bromeas al respecto e ignoras cualquier comentario acerca de tu enfermedad.

❖ Agresividad e irritación: Te sientes amargado, francamente enfadado y te sientes maltratado por el destino o por las personas.

❖ Rechazo hacia los demás: Rechazas a los demás, incluyendo a familiares y a amigos.

❖ Perspectiva temporal cerrada: Piensas que tu futuro será limitado de ahora en adelante, dejas de hacer cosas que te gustaban y por consecuencia alteras tu calidad de vida.

"-Volví a sentir unas inmensas ganas de vivir cuando descubrí que el sentido de mi vida era el que yo le quisiera dar-"

A continuación te presento algunos sentimientos y reacciones que son más comunes y que pueden afectar de manera importante tu estado de ánimo.

El primero de ellos el MIEDO, trataré de explicarlo de la manera más sencilla, sin embargo no creo que sea difícil de entender ¿quién no ha sentido en algún momento de su vida, miedo a algo desconocido, a ruidos extraños o simplemente a nuestra imaginación y a nuestros propios pensamientos?

- El miedo al temor de no saber qué te pasa, porqué te falta el aire, porqué sientes que te asfixias de un momento a otro. Lo que significa es que te da miedo algo desconocido, algo que nunca antes habías sentido y no sabes que hacer.

- Posteriormente, te dará miedo salir sólo, o ir lejos de casa. Y si te vuelve a pasar, te preguntarás ¿puedo morir? ¿Alguien me ayudará? *EL MIEDO PUEDE SER PARALIZANTE.*

- Y es te sólo desaparecerá, cuando el Doctor te explique y te informe con todo detalle que es lo que te pasa, cómo es tú enfermedad, cómo debes tratarla, qué debes de hacer y que medicamentos son los adecuados para mantenerte controlado y sobre todo cuando tengas la seguridad de que no morirás cuando tengas una crisis, si haces todo lo que el médico te indicó…

El miedo puede ser Racional o Irracional.

Racional: En cuando sabes, que si no tienes tu medicamento a la mano será más difícil controlar una crisis asmática.

Irracional: Es cuando piensas que si te da una crisis asmática seguramente morirás (pensamiento irracional)

Desgraciadamente aunque pueda entenderse como dos eventos o dos definiciones independientes, Pueden presentarse las dos al mismo tiempo, esto, es aún más grave porque la Irracional puede alimentar muy fuertemente a la racional, haciendo que la irracional se vuelva cada vez más fuerte. Qué confusión verdad?.. va de nuevo...

Daré un ejemplo para que se entienda mejor:

La paciente asmática M, está nerviosa porqué su hijo no ha llegado a casa y ya es muy tarde, no contesta su teléfono y no sabe de él desde hace un par de horas; cómo todos seres humanos que somos, entrarán al rescate pensamientos como: seguramente ya viene, debe de haberse quedado sin pila su teléfono, no debe de tardar, etc. (Hasta aquí, la paciente M. Se conserva en un miedo y un pensamiento Racional). Pero qué pasa cuando ya han pasado dos horas más de espera, el pensamiento racional cambia y se convierte en algo perturbador, estresante o sea Irracional: No llega¡¡¡ Seguramente algo le pasó, él nunca llega a esta hora, siempre avisa cuando va a llegar más tarde y si les habló a sus amigos? Lo iré a buscar¡¡¡ La paciente se estresa se preocupa por algo que no es real, o al menos no lo sabe, se lo imagina. Empieza a sentir falta de aire, se pone su salbutamol, para evitar sentir más falta de aire y se pregunta? ¿y si me pongo mal?, ¿si me da una crisis? ¿Y si mejor me voy al hospital?. Etc,etc,etc.

Cómo pueden ver un solo evento, puede llevar una persona a tener y crear pensamientos realmente no racionales y lo peor de todo es que al poco tiempo llega el hijo, porque se retrasó ya que la reunión estaba muy divertida y quiso quedarse un poco más de tiempo, pero efectivamente se le olvidó avisar a su casa y cuando llega, su mamá le dice: ¿ves? Por tu culpa estuve a punto de tener una crisis asmática, estuve a punto de ir al hospital, que tal si me muero?

Tendencia de culpar a los demás de los que nosotros mismos nos provocamos con nuestro gran repertorio de pensamientos irracionales y yo diría aterradores

Oí decir a alguien: "NO HAY PEOR INFIERNO QUE EL QUE UNO LLEVA ADENTRO"

- El segundo aspecto tiene que ver con el problema de atención que se desencadena rápidamente, éste consiste en prestar excesiva atención a las respuestas fisiológicas emocionales, de manera que se incrementa su frecuencia y su intensidad ejemplo; estoy muy nerviosa, el examen me estresa, no llegaré a tiempo, Espero no ponerme mal del asma.

- El tercer aspecto tiene que ver con una mala y exagerada interpretación de las consecuencias negativas que como asmático puedes tener para tu enfermedad y que piensas que puedes morirte cada vez que te hace falta el aire. La imaginación y el pensamiento irracional vuelven a aparecer. Para muchas personas la muerte significa dejar desamparadas a sus familias, se convierte en un miedo terrible, pero imaginarse morir asfixiado es también aterrador, si el paciente sabe qué hacer y si tiene la información adecuada de su enfermedad créanme que los medicamentos que existen en la actualidad no los llevará a una muerte tan aterradora como se imaginan.

- La cuarta siendo una de las más importantes, es la adaptación a la enfermedad, esto es, que puedes estar con una gran falta de aire, pero como ya estás tan acostumbrado a sentir esto, te adaptas y sólo acudes al hospital cuando ya estas realmente lo necesitas lo cual puede evitar una hospitalización, resolviendo el problema en una cuantas horas de permanencia en la sala de urgencias.

Y la quinta es la predisposición que internalizas de que en determinadas situaciones, te da asma (cuando te resfrías, cuando llega el invierno, cuando llueve) esta predisposición hace que en estos casos, sin duda, reaparezca la enfermedad, a pesar de haber estado ya bajo control.

Es importante que te identifiques en cuál de estos aspectos antes mencionados te encuentras tú. Si ya has logrado el quinto aspecto, te felicito porque en éste momento has llegado a la etapa de aceptación de tu enfermedad, conocerás cuáles son los motivos emocionales, ambientales y pensamientos racionales que pueden llevarte a controlar sin duda tu enfermedad.

"Siempre un poco de frustración y sufrimiento alimenta y fortalece el alma"

"La Serenidad no es estar a salvo de la tormenta, es encontrar la paz en medio y a pesar de ella"

¿QUE TIENES QUE HACER COMO PACIENTE PARA NO SENTIRTE ASÍ?

❖   Buscar y conseguir más información acerca de tu enfermedad, mientras más conocimientos tengas, podrás aceptarla y controlarla.

❖   No te obsesiones con tu enfermedad, trata de distraerte realizando otras actividades que no te agoten mucho.

❖   Adopta una actitud positiva con base en los conocimientos actuales.

❖   Acepta tu enfermedad, no la rechaces ni la niegues.

❖   No te aísles de la gente, trata de hacer tu vida normal.

❖   No busques alternativas negativas, como beber o comer en exceso.

❖   Platica con tus familiares de tu enfermedad y busca ayuda psicológica.

❖   No culpes a nadie de tu enfermedad. Lo que tienes que hacer es acudir al médico y seguir todas sus indicaciones.

❖   Si sigues todas las indicaciones del médico y tienes tus medicamentos a la mano te sentirás más seguro.

CAPITULO 2

PERCEPCIÓN DEL PACIENTE Y DE SUS FAMILIARES ACERCA DE SU ENFERMEDAD

La percepción que tengas de tu asma, dependerá de la información o conocimiento que tengas de ella.
Esto modificará las expectativas que tengas de TU ENFERMEDAD

Tengo muy presente a un paciente del sexo masculino de 45 años de edad, al cual se le había diagnosticado asma y que a pesar de que no era un asma catalogada como grave, su respuesta emocional fue muy deprimente. En las sesiones que tuvimos manifestaba sentirse un ser inútil, que ya no podía hacer nada, dejó de trabajar porque tenía miedo de volver a sufrir otra crisis ya que el sintió que moría y para él fue aterrador no poder respirar, temía mucho morir asfixiado. Conforme fueron pasando las sesiones psicológicas y conforme fue asistiendo a los cursos de asma, su autoestima se fue en aumento, su seguridad se incrementó; inició nuevamente su trabajo y hasta la fecha es un hombre trabajador y exitoso y sobretodo aprendió a controlar y a aceptar su enfermedad.

Casos como estos son muy frecuentes, los pacientes se deprimen, les asusta no poder llegar a tiempo al hospital y vivir con esto todos los días los estresa y disminuye de manera importante su calidad de vida, pero qué hacer? ¿Cómo ayudarte a salir adelante? ¿Cómo lograr que aceptes que tu enfermedad es incurable? ¿Cómo enseñarte a responder con calma ante una probable crisis u hospitalización?.

A todas estas preguntas trataré de darles respuesta para que tú y tu familia sepan que hacer, se sientan más tranquilos, lleves una vida normal y mejores tu calidad de vida.

Cuando ustedes controlen y acepten su enfermedad, podrán proporcionar alivio, recompensa, reposo, equilibrio y paz en su vida. No estoy hablando de una resolución completa de sus vidas, pero sí de darle otro sentido y vivirla con mejor calidad.

Lo más importante no es evitar los problemas, sino de cómo debemos afrontarlos, reconocerlos y cómo abordarlos de forma asertiva y/o correcta

La manera de afrontar la enfermedad depende de la naturaleza del problema, así como de los recursos mentales, emocionales, físicos y sociales disponibles en ese momento; si alguno de ellos no responde adecuadamente, la intervención psicológica es de suma importancia; ya que te ayudará a ti o a tu familia a sobrellevar y mejorar tu sentir hacia tu enfermedad. Todos en algún momento de nuestra vida, hemos necesitado el apoyo de otra persona en quien podamos confiar. Esta necesidad se incrementa en situaciones de enfermedad; momento en el que necesitas apoyo, orientación, información, sostén, seguridad y autoestima.

Claro, no todos los pacientes responden de la misma manera; también he tenido un gran número de pacientes que lo toman muy bien y positivamente, que desde que se les diagnóstica su enfermedad, siguen al pie de la letra su tratamiento, no sienten que su vida tenga grandes cambios y salen adelante con su enfermedad- y la pregunta sería? Porqué unos responden bien y porque otros no?

Definitivamente toda respuesta que se da ante una enfermedad crónica, o cualquier evento perturbador dependerá básicamente de nuestros pensamientos y nuestras emociones. Estas reacciones son experimentadas por todos los seres humanos en múltiples situaciones, son bastante independientes de la cultura, preparan al individuo para dar una respuesta adecuada a las demandas de la situación; esto quiere decir que ante cualquier evento todos los seres humanos somos capaces de adaptarnos a nuevas situaciones, aunque para algunas personas es más difícil hacerlo. Estas personas suelen ser más susceptibles a padecer otras enfermedades, se deprimen con facilidad y la enfermedad ya existente (asma). puede agravarse o mantenerse por más tiempo.

La enfermedad como el asma es compleja, se presenta de manera intermitente, es decir, que en muchas ocasiones el paciente estaba bien de salud y de un momento a otro se le presenta una crisis, por la gran multitud de estímulos que la pueden provocar. Se inician cambios en la percepción del paciente, sus pensamientos y emociones se alteran, se preocupan por todo lo que acontece a su alrededor, les da miedo salir y no saber qué hacer ante una crisis y esto hace que se genere en el sujeto una ansiedad de carácter crónico con la consiguiente activación fisiológica, que puede aumentar los síntomas asmáticos.

-"Tú enfermedad es real y controlable, pero … si NO la aceptas y te adaptas a ella, jamás podrás controlarla" –

LA IMPORTANCIA DE TUS PENSAMIENTOS PARA CONTROLAR TU ENFERMEDAD

"Cuando uno vive como piensa, acaba pensando como vive"
Gabriel Marsel

Tus pensamientos y tus emociones son sumamente importantes para controlar tu enfermedad. El pensamiento es una forma de energía, relativamente fina y ligera y, por tanto, muy rápida y fácil de cambiar.

Es importante que siempre tus pensamientos sean positivos, sólo de esta manera podrás tener control sobre tu enfermedad. Los pensamientos positivos son también afirmaciones que puedes utilizar en tu vida diaria, por ejemplo:

❖   "Hoy tendré un gran día."

❖   "Aunque esté lloviendo, saldré a trabajar bien tapado (a) y no me enfermaré."

❖   "Mi enfermedad no me limitará a hacer ejercicio."

❖   "Creo que en este invierno me irá muy bien y no me enfermaré y tomaré mi medicamento con anticipación."

Las expectativas positivas y las palabras que las apoyan, logran poner el poder de los pensamientos a tu servicio. Aumenta la autoconfianza, para trabajar contigo y así, lograr todos tus objetivos planteados. La dirección de tus pensamientos ´solo puede ser manejada por ti y por nadie más; de ti depende vivir en plenitud con todo y tu enfermedad o vivir a medias (sobrevivir) *Tu lo decides.*

Este tipo de pensamientos te rescatan en tu vida diaria, sé que tener pensamientos positivos cuando nos sentimos mal físicamente o emocionalmente no es nada sencillo, sin embargo, mientras más practiques el cambio de pensamientos, te darás cuenta de que aparecen automáticamente en tu mente.

Te aconsejo que te sientes en un lugar tranquilo y que en una hoja blanca hagas dos columnas, en una de ellas escribirás todos los pensamientos negativos que tienes de tu enfermedad y del otro lado cambia cada uno de esos pensamientos negativos por uno positivo; por ejemplo.

1.-   Tengo asma y no puedo trabajar (pensamiento - negativo)

✓   Soy asmático, me pongo mi medicamento y me voy a trabajar (pensamiento-positivo).

2.-   Tengo muchos problemas y ahora también tengo asma, para que vivir!!

✓   Solucionaré mis problemas poco a poco e iré al médico para que me diga qué hacer con mi asma, muchas personas tienen asma y problemas, no soy el único.

El siguiente esquema te muestra cómo reaccionamos en nuestra vida.

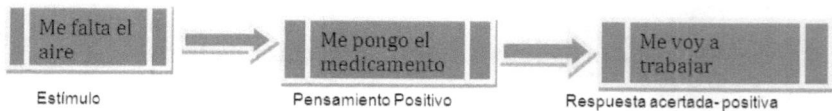

Estímulo   Pensamiento Positivo   Respuesta acertada-positiva

Como puedes observar en el diagrama, tu respuesta ante cualquier evento en tu vida, dependerá del pensamiento que la anteceda.

Recuerda que tienes que aprender a vivir con tu enfermedad, ya que si luchas contra ella será más desgastante y no podrás controlarla con facilidad.

Imagínese que la vida es un río.
Mucha gente se aferra a las orillas,
por miedo a soltarse y correr el riesgo de
ser arrastrada por la corriente.

En un momento dado, cada persona deberá
voluntariamente soltarse y
confiar en el río lo lleve sano y salvo.

En ese momento, usted aprende a "dejarse llevar por la corriente" y se siente
maravillosamente bien.

Una vez que se haya acostumbrado a ir con el cauce del río, podrá comenzar
a mirar hacia delante y a guiar su propio curso.

Podrá decidir qué curso se ve mejor, podrá esquivar piedras y obstáculos, y
elegir cuál de los muchos caminos que tiene el río prefiere

Seguir, mientras continúa "dejándose llevar por la corriente" - Shakti
Gawain.

MIEDOS Y TEMORES DE LOS PADRES DE UN HIJO ASMÁTICO

De vez en cuando hay que hacer una pausa, contemplarse a sí mismo,
examinar el pasado rubro por rubro, etapa por etapa, baldosa por baldosa y
no llorarse las mentiras… sino contarse las verdades.
Mario Benedetti

Todos estamos destinados a vivir en un mundo relacional, es decir, de tu modo de relacionarte dependerán tus éxitos y tus fracasos. ¿Es esto cierto?

o será algo planeado por la misma cultura, sociedad y familia, serán las expectativas que tienen de nosotros lo que nos motiva a estudiar o realizar sueños de otros. ¿Son sus miedos los que nos transmiten sus dudas y su baja autoestima?

Es muy común en nuestros tiempos vivir de "paquetes" de "ideas", de "prejuicios", de "tradiciones" y de "sentimientos" ya creados de antaño.

Es curioso, pero hay familias que ya dejan las cajas envueltas con un gran moño de regalo, para que los descendientes lo único que tengan que hacer es abrirlas y seguir todas las instrucciones y recetas ya instaladas, para evitar que busquen más allá de lo que ese supuesto regalo les muestra. La aceptan y la manipulan sin preocuparse si realmente les da felicidad, autonomía o auto-crecimiento.

Hay que aprender a examinar realmente lo que contiene esa caja llena de supuestas cosas hermosas y resueltas, si las examinamos podemos discernir si lo que contiene es verdad y felicidad o sin son verdades disfrazadas, si son culpas o complejos de otros o si realmente son prejuicios con el único objetivo de influenciarnos y cegarnos. Siempre tendrá que haber en nosotros un momento de reflexión, la vida está más allá de lo que muchos quieren que veas.

Por qué no ampliar tus sueños y pensamientos personales, en realizar y llegar hasta formar tus pensamientos personales, reales y fieles a los que tú anhelas.

Se preguntarán que tiene que ver tanto preámbulo y tantas palabras tan raras para el tema de los miedos de los padres de hijos asmáticos. Bueno, pues, lo escribí para dar un lugar muy especial a los padres que desde que deciden casarse, tienen en sus sueños, sus anhelos y en sus fantasías, tener hijos hermosos y sanos y poderles dar todo su amor, su ejemplo y hacer de ellos grandes personas exitosas y felices, pero que pasa, cuando a los pocos años de haber nacido o en la entrada de la adolescencia, nuestro hijo no puede respirar y sentimos que todos esos sueños se pueden perder en cualquier momento.

Trataré de explicar lo más claramente posible lo que suele suceder, pero que si se tiene la disposición y amor como pareja podrán superarlo sin ninguna dificultad y sin afectar la calidad de vida y autoestima de su hijo enfermo.

Cada uno de nosotros nacemos con una herencia, la cual puede ser la culpable de la presencia de la enfermedad del hijo o puede que no, pero las probabilidades de que así sea son altas, luego entonces, si los padres saben o intuyen algo al respecto, no hay duda de que tratarán de hallar a un culpable, lo cual hará que la relación de pareja pueda sufrir dudas, riñas, culpas y rencor.

Sí esto llega a suceder, es importante que sepan que ninguno de ustedes es culpable, que la enfermedad puede ser también por otras causas y lo más importante, es que la enfermedad puede ser completamente controlada con la ayuda médica, con la comunicación, entendimiento y el amor familiar.

Por lo que lo más importante es:

1.- Cuando sepas- preguntar a las cosas sus secretos y oír atentamente sus respuestas. (Ten cuidado con el lenguaje de la negación y a las respuestas no reales o irracionales)

2.- Cuando sepas encontrar el significado de lo que el Universo te ofrece, sin pedirte nada a cambio, entenderás su armonía y su gran generosidad…

3.- Cuando sepas maravillarte de las riquezas interiores de los que amas y de las tuyas propias…

4.- Cuando aprendas y sepas comunicarte con tus seres más amados y tenderles la mano cuando más lo necesiten…

5.- Cuando aprendas y sepas pedir lo que tú quieres, con lo que ahora tú puedes ofrecer…

6.- Cuando TE PERMITAS, llenarte de gozo, al saber que se abren ante ti, horizontes que puedes conquistar y enseñarles a tus seres más amados que ellos también los pueden conquistar; a pesar de tener una enfermedad…

Habrás logrado... qué crees??

El reencuentro de tu ser y por lo tanto la aceptación de que gracias a ti, tienes a tu lado amores capaces de salir adelante a pesar de la adversidad !!

¿QUÉ SE ENTIENDE POR CALIDAD DE VIDA?

Calidad de vida es: Vivir al máximo el hoy, el aquí y el ahora.
Disfrutar conscientemente de cada segundo,
cada minuto, cada momento y cada día;
sin importar el futuro. Si eres capaz de disfrutar
cada momento de tu vida con plenitud,
eso...eso...es Calidad de vida.

Las enfermedades de las vías aéreas inferiores es una de las principales causas de hospitalización, entre la gran cantidad de padecimientos, el asma, como enfermedad crónica, representa uno de los padecimientos más frecuentes en los distintos grupos de edad.

Hablar de calidad de vida en los pacientes que padecen asma, no resulta sencillo, ya que es importante tener en cuenta el aspecto emocional, ya que por ser una enfermedad que se caracteriza por falta de aire y extremo agotamiento, causa limitaciones en las actividades físicas y sociales, lo cual pega directamente en la calidad de vida. Es importante que te orientes al respecto, pidiendo ayuda médica y psicológica para que de esta manera tu enfermedad no te limite a realizar cosas y actividades que amas.

- "No sabemos ni cómo, ni cuándo vamos a morir. Pero... si sabemos que lo único que realmente tenemos y podemos cuidar es nuestro cuerpo. En ocasiones se enferma y nos preocupamos. Es probable que nos digan que tenemos una enfermedad incurable y crónica como es el asma, diabetes e hipertensión entre otras. Seguramente nos preocuparemos, enojaremos, nos deprimamos y nos desesperemos. Los especialistas sin duda, nos propondrán un tratamiento a seguir; lo tomaremos o probablemente no; nos gustaría seguir viviendo como hasta ahora lo hemos hecho, sin limitaciones, sin preocupaciones... pero sientes que tu enfermedad ya no te lo permite.

- ¿Qué puedo hacer? -

- Llevar a cabo el tratamiento como el médico me lo indica, no desesperarme, aprender a vivir con mi enfermedad, aceptarla, saber y estar seguro que puedo controlarla y sobre todo, saber que:

"MEJORAR MI CALIDAD DE VIDA PORQUE YO ME LO PERMITO"

CAPÍTULO 3

"APARTADO ESPECIAL LLENO DE CONSCIENCIA"

ESPECIALMENTE PARA USTEDES MIS LECTORES MÁS IMPORTANTES: MIS PACIENTES

NUESTROS PENSAMIENTOS

Este apartado quiero que lo lean con toda atención, es probable que no lo entiendan en la primera lectura, por lo que les pido que <u>si es necesario leerlo 10 veces háganlo.</u>

Lo que leerán tiene que ver contigo, conmigo, con toda la humanidad… es parte de nuestra existencia, de nuestra alma, nuestra espiritualidad y de nuestro ser más interno, ese que pocos conocen, que sólo nosotros lo amamos, lo rechazamos, lo juzgamos, pero que; sabemos que es sólo nuestro… nuestra hermosa esencia

Quiero iniciar, diciéndoles que éste es el apartado más importante para mí y para ti, y que lo realicé especialmente para que sepas y conozcas la gran persona que llevas adentro y que siempre ha estado en ti, sólo que por pensar en los demás y en nuestro exterior nos olvidamos del ser más importante… Tú.

Comprender nuestra esencia, nuestro ser interno, nuestros miedos, nuestras dudas y nuestros peores pensamientos, es realmente muy difícil.

Y empezaré de la siguiente manera, sólo te pido no te asustes y si no entiendes, léelo nuevamente, te aseguro que le encontrarás el sentido de lo que quiero decirte.

"LA FUNCIÓN MÁS DIFÍCIL DE LA VIDA MISMA"

Aparte de las actividades fisiológicas necesarias de nuestro cuerpo, también se manifiestan otras actividades que se llaman Mentales. Los órganos tienen su expresión en el trabajo mecánico, el calor, los fenómenos eléctricos y las transformaciones químicas que pueden medirse con las técnicas de la Física y de la Química. ¿Pero qué pasa con la existencia de la espiritualidad? y no me refiero necesariamente a la religiosidad, si no a aquella creencia y consciencia que existe dentro de ti y que sólo pueden ser descubiertos por la introspección* y por el estudio y el entendimiento de la conducta humana. El concepto de consciencia es equivalente al análisis de nuestro YO (o sea como dije antes: nuestra esencia: ¿quiénes somos?, sé que es difícil de concebirlo; lo único que tienes que hacer es buscar muy dentro de ti, ¿que sientes hacia los demás?, ¿que sientes hacia ti?, amor, culpa, compasión o admiración Todo lo que has hecho hasta el momento en tu vida, te satisface, ¿has puesto todo tu esfuerzo en lo que has hecho?,¿Te amas?,¿Amas a los demás?, la vida misma es un hermoso momento o es un gran conflicto. Realmente es cómo tú y sólo tú lo quieras ver "No lo olvides".

Aún y con tu enfermedad, que de todas las que creo y deberías de conocer es la más benigna o sea la menos peligrosa. - de ti depende, sólo de ti -

Ahora quiero contarles el peor de los infiernos que puede existir en nuestras vidas:

PIENSO, LUEGO EXISTO.
DESCARTES

"COMO UTILIZAR NUESTROS PENSAMIENTOS DE MANERA ADECUADA"

❖   Pueden ser hermosos y positivos.

❖   Pueden ser aterradores.

- ❖   Pueden conspirar con nuestra vida y convertirla en el peor infierno.

- ❖   Pueden disfrazar y bajar nuestro autoestima.

- ❖   Pueden bloquear nuestros sueños y tristemente realizar los sueños de otros.

- ❖   Bloquean por completo nuestra realidad, hermosa y positiva.

- ❖   Nos quitan nuestra identidad.

- ❖   Nos bloquean nuestros sueños.

- ❖   La hermosa vida se sustituye por "sobrevida".

- ❖   Nuestra calidad de vida se vuelve infame.

- ❖   Nuestro sentido de vida, sin duda desaparece, ufff, se esfuma!!

¿Qué dolor no creen? la vida es sólo una y si no le encuentras sentido morirás sin descubrirlo y no sólo eso puedes seguir viviendo o sobreviviendo, ¿quieres eso? Nunca es tarde; inténtalo, de verdad, no dejes de preguntarte de descubrir y saber por qué estás aquí, aún y con tu enfermedad, no eres el único, sólo voltea y verás a personas con más carencias que tú y que su lucha continúa sin parar.

Me place poner algunas definiciones de la importancia del amor en la vida misma de cada uno de nosotros, que nos hace comprender que todo lo que sucede en nuestra vida, siempre lleva sensibilidad y gran energía de amor y pasión; hacia nosotros mismos, hijos, pareja, trabajo… todo, que sería todo eso que hacemos diariamente… sin amor?

"La solución según Voltaire, "El amor es la más fuerte de todas las pasiones porque ataca al mismo tiempo, la cabeza, el corazón y el cuerpo, --Y yo creo que le faltó al "alma"--.

"El amor no existe fuera de sí, no es algo que se tiene, sino algo que se es" Ortiz Quezada.

"Quien sólo ama a un hombre, no ama a ninguno". Erich Fromm

"El corazón tiene razones que la razón desconoce". Blas Pascal S.XVII

"El amor sentimental es un pseudoamor en tanto que "sólo se experimenta en la fantasía y no en el aquí y en el ahora de la relación con otra persona real". Erich Fromm-

AFIRMACIONES QUE TE PUEDEN AYUDAR A CONTROLAR Y A ACEPTAR TU ENFERMEDAD

1. Estoy en perfecto control de mi persona, por ello quiero prevenir enfermedades, incremento las defensas de mi cuerpo para que actúen a favor de mi salud.

2. Hoy me siento mejor que nunca y tengo la seguridad de que ninguna enfermedad entra en mi organismo.

3. Hay paz en mi vida y en mi corazón y puedo controlar mi asma.

4. Hoy los medicamentos me harán sentir mejor y haré actividades que me gusten y me tranquilicen.

5. Buscaré más información acerca de mi enfermedad que me harán entenderla y controlarla mejor.

6. Hoy haré ejercicio, y me pondré mi medicamento antes para que no me de una crisis y me sentiré mucho mejor.

7. Si me siento triste hoy buscaré a un psicólogo que me escuche, me entienda y me oriente.

8. A mi alcance están todos lo recursos que necesito para lograr mis objetivos, me vivo teniendo mi enfermedad bajo control.

9. Hoy venzo la enfermedad que me aqueja y recupero la fortaleza.

10.   Todo aquello que deseo lo recibo y hoy estoy dispuesto a sentirme mejor y a no dejarme llevar por mis pensamientos positivos acerca de mi enfermedad y que sólo limitan mi calidad de vida.

NOTA: Es importante que al menos una de estas afirmaciones las leas diariamente por las mañanas. Te recomiendo que hagas 3 respiraciones profundas y lentas.

OTROS CONSEJOS:

- **Inicia un ejercicio físico, caminar 30 minutos diariamente es una buena opción.**

- **Práctica Yoga, aprenderás a respirar mejor y a controlar tus emociones, tu cuerpo y tus pensamientos.**

- **Aprende técnicas de relajación, en cualquier centro comercial puedes encontrar discos con música tranquila y con instrucciones para lograr una buena relajación.**

- **Si te gusta meditar, hazlo. Existen muchos lugares en las delegaciones que cuentan con centros culturales en donde podrás encontrar esta actividad y muchas otras a muy bajo costo o gratuitas.**

CAPITULO 4

SÉ QUIEN TÚ ERES

*"Renunciemos a nuestro apego a lo conocido,
y adentrémonos en lo desconocido"*

Ser como tú eres, significa hacer lo que te apasiona, buscar a como dé lugar que tus sueños se cumplan, que nada te impida vivir plenamente y que no permitas que tu enfermedad apague tú luz interna ni tus ilusiones. Uno de los secretos para poder lograrlo, es no aferrase a lo ya conocido, no necesitar a nadie para lograr lo que quieres: a esto se le llama APEGO.

Para poder lograr lo que queremos es necesario renunciar a los apegos que has tenido toda la vida, esto te permitirá conocer nuevas cosas y podrás dejar otras que te hacen daño. Cada día podemos buscar la emoción de lo que puede ocurrir en el campo de todas las posibilidades que la vida nos ofrece. Si nos sentimos inseguros, estamos en el camino correcto- no hay que darnos por vencidos- La vida te da un gran abanico de posibilidades para vivir mejor y ser más feliz con lo que tienes. Por la esperanza del mañana sacrificamos el hoy, sin embargo la felicidad siempre está en el ahora (Krishnamurty).

Lograr el desapego no significa dejar de ser tú, al contrario te permitirá ver dentro de ti, de tu esencia, de tu alma, de tu corazón, de tu vida misma. Cuando nos apegamos a algo, congelamos nuestros deseos, nos alejamos de nuestros sueños y de nuestras metas.

Tienes que desapegarte de tu enfermedad de tu asma, si te apegas a ella, sólo te limitará, te hará sentir débil y con poca capacidad para lograr tus sueños y esto puede ser sentido de distinta manera si tú quieres.

Pasajes de Marco Amezcua, más conocido como el tío Pancho, en su libro de colección, la enseñanzas del Tío Pancho, en su libro de consciencia, escribió lo siguiente:

¿Sabías que para despertar antes tenías que estar dormido, y que para sanarte antes tenías que estar enfermo? El Tío Pancho menciona que la curación te lleva a ti. Y qué quizás la verdadera sanación sea la aceptación de tu enfermedad y de tu vida para poder transformarla. Vive con tu enfermedad sin rechazarla, agradécela y no te quejes; porque tu enfermedad tiene algo que decirte comunicarte si sabes leer el mensaje que guarda para ti, en ocasiones envuelto en dolor o en preguntas aparentemente sin respuesta ¿Por qué me pasa esto a mí?

Tienes que aprender de tu enfermedad, tienes que saber controlarla, conocerla para aprender de ella. Pero si no te abres a su enseñanza, habrás perdido no sólo la salud, sino también la lección y el aprendizaje.

Tu cuerpo es un ser vivo, ahí habitan miles de millones de seres llamados células que sienten, piensan, nacen, se reproducen y mueren. Viven toda una vida como parte de tu vida misma y su meta es mantenerte vivo (a). Tú cuerpo tiene su propia memoria. Todo lo que has vivido, tu infancia, tus enfermedades, tus momentos felices, de amor y desamor, tu cuerpo te los trae a cuenta, y así tu cuerpo repite esta historia inscrita en sus células cuando entras en crisis y te ayuda funcionando en automático, a través de un sistema autónomo, siguiendo pautas inconscientes. Es sólo energía lo que tu cuerpo te pide para expresarte al máximo y dar lo mejor, aún y con tu enfermedad, ya que tu cuerpo está siempre a tu servicio, pero tienes que cuidarlo, amarlo y darle todo lo necesario para que te proteja y te mantenga controlada tu enfermedad. Y en este caso, pero... sólo en este caso es importante tu APEGO a tu tratamiento médico y psicológico.

"Así que a cuidar tu cuerpo a cuidar tu ser"

CAPÍTULO 5

TRATAMIENTO MÉDICO

Primeramente hablaré acerca de los medicamentos que son necesarios para poder controlar la enfermedad y posteriormente hablaré del tratamiento psicológico como reforzador para lograr un tratamiento integral y de esa manera lograr al máximo el control de la enfermedad.

A continuación se mencionarán los medicamentos que seguramente ya te han recetado o está usando actualmente y si tú como paciente los utilizas de manera regular siguiendo las indicaciones del médico con seguridad podrás controlar tu enfermedad en corto tiempo. Se mencionan los más importantes:

Recuerden que estos son administrados de acuerdo a tu clasificación del asma. Cada paciente tiene que ser tratado de manera individual de acuerdo a su gravedad.

Medicamento	Vía de administración	Presentación	Dosis
Salbutamol Broncodilatador	Inhalada	Aerosol:100 mg C/disparo	200mg PRN*
Montelukast	Oral	Tabletas 4,5 y 10 mg	4,5 y 10 mg/día 20 mg dos veces al día
Beclometasona Antiinflamatorio	Inhalada	Aerosol. 100 y 250 mg/dosis	Variable 400 a 2000 mg/día. Según gravedad
Fluticasona Inhalada	Inhalada	Aerosol: 50 mg/ disparo	Variable 400 a 2000 mg/día. Según gravedad
Salmeterol con fluticasona	Inhalada		Dosis de acuerdo a gravedad

*Por razón necesaria. Clasificación del asma. Iniciativa Global contra el Asma. GINA (adultos)

Hay que estar pendientes de los medicamentos nuevos que se han ido investigando y están saliendo al mercado.

Recuerda que como paciente puedes preguntar todas tus dudas a tú médico acerca de los medicamentos y también te aconsejo que practiques con la utilización del medicamento ya que si no lo utilizas bien y no lo inhalas en su totalidad, éste es un factor que puede descontrolar tu asma...

- En una ocasión que estaba con una paciente en terapia, interrumpió nuestra plática porque tenía que ponerse su medicamento, para mí fue una gran sorpresa ver que el medicamento se le salió todo por la boca, a pesar de que la paciente tenía ya 5 años de haber sido medicada y diagnosticada como asma.

Esto es muy importante ya que la paciente, realmente no estaba utilizando la dosis adecuada, le recomendé que utilizara un espaciador, el cual es un pequeño recipiente que se coloca en la boquilla del medicamento y que ayuda a que no se escape el medicamento, el cual facilita su inhalación. A continuación se presenta una imagen de un espaciador.

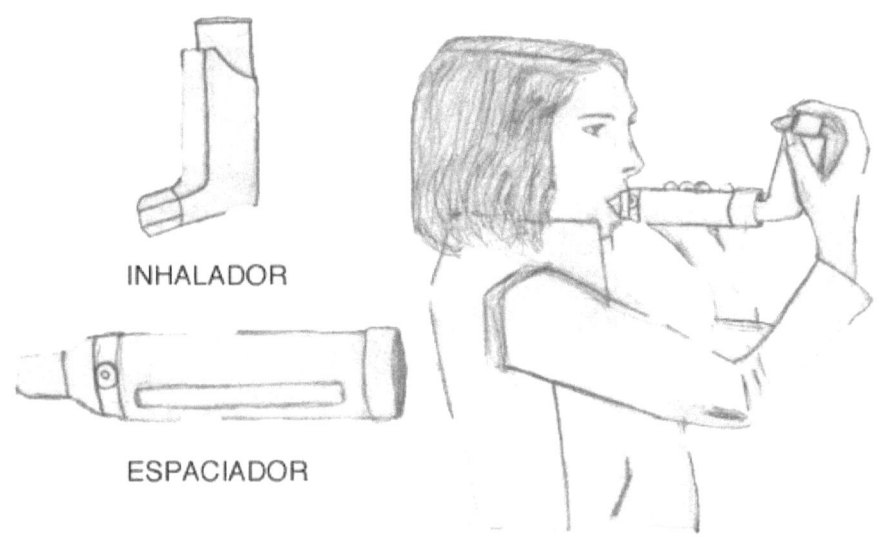

INHALADOR

ESPACIADOR

FABRICACIÓN CASERA DE UN ESPACIADOR

En caso de que usted no pueda comprar un espaciador, usted lo puede hacer con una botella de plástico o pet de agua o refresco. Las instrucciones son las siguientes:

1.- Adquirir una botella de plástico o pet de agua o refresco de 500 ml.

2.- Vaciar la botella y lavarla bien con agua y jabón. Quitarle la etiqueta.

3.- Colocar la boquilla de su inhalador en la parte del fondo de la botella y con un plumón negro dibujar la forma del inhalador.

4.- Con una navaja o cúter abrir con cuidado la forma que dibujó de su inhalador y cuidar que ésta quede del tamaño exacto, ya que si queda más grande, el medicamento se saldrá.

5.-   Ya que lo abrió, coloque su inhalador en el orificio que usted hizo con la navaja.

6.-   Quite la tapa de la botella, ya que ese lado es el que usted utilizará para ponérselo en la boca.

7.-   Agite bien su inhalador.

8.-   Póngaselo en la boca y dispare o apriete su inhalador e inhale por su boca el medicamento. Usted podrá percatarse de que todo el medicamento es inhalado.

9.-   Lave su espaciador al menos 2 veces por semana y siempre cuide de que no contenga basura u otro objeto que puede ser inhalado.

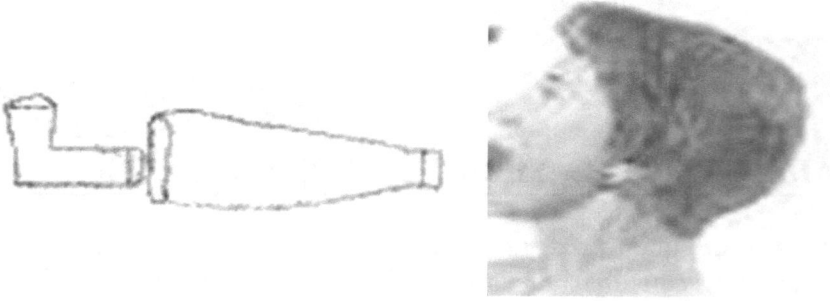

TÉCNICA CORRECTA DE INHALACIÓN

El éxito del tratamiento depende en gran parte de la aplicación correcta del o los medicamentos por lo que a continuación se da un instructivo del uso correcto.

1.-   Agite el inhalador antes de usarlo.

2.-   Retire el tapón.

3.-   Revise que la boquilla esté libre de basura o materias extrañas.

4.-   Coloque el inhalador en posición de aplicación (puede utilizar el espaciador el cual le ayudará a asegurarse de que el medicamento será inhalado en su totalidad), o si prefiere coloque el inhalador a unos 4 cm de distancia.

5.-   Inicie una respiración profunda y al mismo tiempo dispare el inhalador, solamente una vez.

6.-   Continúe respirando hasta llenar completamente sus pulmones de aire, es muy importante que en el momento de accionar el inhalador NO pare de respirar ni expulse el aire.

7.-   Sostenga la respiración por unos segundos.

8.-   Expulse el aire.

9.-   Si su médico, le indicó varias aplicaciones, o utilizar otro medicamento inhalado, por favor espere 1 minuto para efectuar la siguiente aplicación del mismo u otro medicamento.

NOTA: No se desespere si no puede hacerlo de manera correcta en las primeras ocasiones, ya que realmente, la técnica de inhalación es difícil. Con la práctica del uso diario irá mejorando la aplicación; fabrique usted mismo su inhalador, esto le dará la seguridad de que el medicamento está siendo inhalado en su totalidad.

COSTO DEL TRATAMIENTO UN SERIO PROBLEMA PARA PACIENTES DE BAJOS RECURSOS

Desafortunadamente por su frecuencia y los costos que genera la enfermedad como es el asma, su control se dificulta y las repercusiones económicas son graves como para la comunidad, como para los pacientes y sus familias.

El costo global de la enfermedad incluye costos directos (precios de medicamentos, consultas y hospitalizaciones), costos indirectos vinculados con la pérdida de productividad (días perdidos de trabajo o estudio, pérdidas laborales, muerte prematura) repercusiones en las actividades deportivas, así como repercusiones emocionales, desánimo y/o desesperanza y repercusiones profesionales

Mucho de la falta de control de la enfermedad, tiene que ver directamente con la baja adquisición del medicamento por sus altos costos, es importante que en los países de bajos recursos exista seguridad social para sus pacientes y así de esta manera poder proporcionar al paciente los medicamentos esenciales para el control del asma.

Desafortunadamente para nuestro país es algo muy difícil de conseguir y los pacientes no tienen los recursos económicos para adquirir su medicamento, por el cual el paciente no pueda controlar su enfermedad y cause frustración y conflictos personales y familiares.

Uno de los problemas a los que uno se enfrenta es a que el paciente se adapta a su enfermedad, es decir, que se acostumbra a medio respirar y esto es real, quiero comentarles un caso que tuve en el que pude corroborar esta afirmación: Ese día tenía cita mi paciente que denominaré Doña B la cual tenía su primera cita conmigo y que había sido mandada por interconsulta de su médico neumólogo ya que había detectado que Doña B, se encontraba deprimida. La paciente inició contándome que no sabía porque la habían mandado conmigo si su enfermedad era real y que ella sentía que el médico le estaba dando poca importancia al mandarla conmigo. Al explicarle que en muchas ocasiones nuestras emociones nos juegan una mala jugada precipitando, agravando o manteniendo por más tiempo su enfermedad por cuestiones puramente emocionales, empezó a entender por qué la habían mandado conmigo, sin embargo me percaté que la paciente estaba utilizando para respirar sus músculos del cuello y que se le hacia uno hoyo cada que respiraba, le pregunté que cómo se sentía en ese momento, me contesto que bien, le pregunté si tenía dificultad para respirar y me dijo que no. Por lo que le dije que yo no la veía muy bien y decidí llevarla en ese momento a urgencias, en donde le realizaron una espirometría y para sorpresa de las dos (mía y la de ella) nos encontramos que tenía en ese momento una capacidad pulmonar del 30%; realmente yo no podía entender, cómo es que podía hablar y caminar sin dificultad. En ese momento pude corroborar de cómo el paciente asmático se adapta a respirar mal por lo que cuando llegan a urgencias es porque definitivamente se encuentran muy graves.

Es importante que cómo paciente pidas información acerca de tu enfermedad a tú médico y tratar de llevar a cabo el tratamiento al pie de la letra para que no sufras frustraciones y desesperación por no poder controlar tu enfermedad, es importante que sepas que tú reaccionas de una manera más sensible que la mayoría ante pequeños eventos ambientales, y /o emocionales.

Nosotros damos información al respectos por medio de talleres y cursos el paciente por medio de la utilización de su flujómetro puede detectar cuando se realmente está en peligro y acudir con su médico oportunamente; lo cual puede evitar la hospitalización y el difícil control de su enfermedad.

Es importante mencionar que los pacientes no se apegan adecuadamente a su tratamiento, por la falta de información o información no adecuada acerca de los medicamentos utilizados.

ESTRATEGIAS DE TRATAMIENTO

Existen tres de ellas que son de suma importancia:

- Programas de intervención en la comunidad de los centros de primer nivel de atención.

- Estrategias por parte de los médicos y enfermeras para favorecer una adecuada adherencia al tratamiento, como una buena relación y comunicación con su médico tratante.

- Educación del paciente de manera continua sobre su enfermedad y su tratamiento. Generalmente muchos pacientes se quedan con dudas o se les olvida que hacer en casos críticos.

ESTRATEGIAS ESPECÍFICAS DE TRATAMIENTO PSICOLÓGICO

Existen estrategias psicológicas y/o emocionales que harán un gran cambio en el paciente ante la percepción de su enfermedad, trataré de irlas mencionando por orden de importancia y que conozcas que pueden ser realizadas por cualquier persona que las necesite.

UNA BUENA RESPIRACIÓN

Cómo el asma es un problema de falta de aire en donde interviene la inflamación de los bronquios es importante que el paciente considere siempre realizar una buena respiración, todos los procesos de la vida están relacionados a procesos de oxidación y reducción y cada célula de nuestro cuerpo depende de la sangre para su previsión de oxígeno. La cantidad de oxígeno en la sangre que circula por las arterias, determina la vitalidad y la salud de esas células, ya que esas condiciones dependen del aporte de oxígeno a través de la sangre y si nuestra respiración es defectuosa; no se oxigena bien la sangre. ¡Y no sólo eso! Una buena respiración es un formidable medio de autorregulación física y psicológica e incide directamente en nuestros estados emotivos, lo cual nos llevará sin duda a un equilibrio de vitalidad, emocional, física y espiritual.

RELAJACIÓN

Sin duda las técnicas de relajación pueden reducir los síntomas de tu asma y mejora el funcionamiento pulmonar, ya que reduce la ansiedad, existen muchas técnicas sencillas que puedes utilizar, actualmente puedes adquirirlas fácilmente en tiendas de discos o bajarlas de internet de manera gratuita. Sólo te lleva algunos minutos realizarla y puedes hacerla por la mañana al despertar o por la noche antes de dormir; realizar la relajación diariamente mejorará tu calidad de vida.

TRATAMIENTO O TERAPIA PSICOLÓGICA

En los últimos años, se han identificado los factores emocionales como desencadenantes de crisis asmáticas, principalmente sentimientos de ansiedad, depresión, baja autoestima y euforia. Por lo que si se identifica oportunamente el paciente puede mejorar su calidad de vida y elevar de manera importante su autoestima. La terapia psicológica más adecuada para estos casos es la *Terapia Cognitivo Conductual, es la que te ayudará a poder cambiar tus pensamientos negativos hacia tu enfermedad (capítulo 3).*

La meta de éste tipo de terapia ayuda a las personas a alcanzar un mejor control de su enfermedad y previene de manera importante el número de crisis asmáticas. El trabajo consiste en ayudar al paciente a resolver sus problemas de la vida real que están asociados directamente con su enfermedad por medio de modificación de pensamientos perturbadores que los llevan a provocar una crisis asmática que pone en peligro su vida.

Cómo paciente asmático no dudes en tomar terapia si tu médico tratante te lo indica, te ayudará no sólo para controlar tu enfermedad, también te ayudará a tener una mejor relación con tus seres queridos y contigo mismo.

La probabilidad de tener una vida más tranquila y llena de paz, dependerá directamente de los cambios que tengas de tus pensamientos perturbadores, por pensamientos más positivos.

TESTIMONIOS

A continuación quiero compartir tres historias de vida escritas por mis pacientes, que estuvieron conmigo en un proceso terapéutico con el objetivo de controlar su asma y mejorar su calidad de vida. A cada una de ellas las nombré con un adjetivo que las identificaba. Gracias por compartir sus historias.

Paciente 1. Tenaz y perseverante

He vivido con Asma toda mi vida desde que era una bebé de 3 meses de edad, aunque no me lo diagnosticaron como tal hasta los 12 años; siempre me decían que era gripe o bronquitis o alguna infección de las vías respiratorias.

Al principio fue muy difícil entender el porqué de tantos cuidados y limitaciones en mi vida, como no comer cosas frías, estar muy abrigada, no mojarme cuando llovía, jugar en el parque, correr, etc., ni tampoco el por qué mis papás siempre estaban tan al pendiente de mí y cuidando siempre de que no me enfermara, ya que si esto sucedía, generalmente terminaba internada en el hospital con oxígeno, me ponía morada por la falta de aire y en 3 ocasiones perdí el conocimiento por la falta de aire.

Todo giraba alrededor mío, mis padres se volvieron muy sobreprotectores y cuidaban cada cosa que hacía para evitar que me enfermara.

Me sentía muy triste, sufría muchas burlas de mis familiares, quienes creían que sólo fingía, e inclusive creían que mis padres me enfermaban a propósito; siempre me preguntaba por qué era diferente a los demás niños y no podía hacer las mismas cosas.

Con el paso del tiempo y la ayuda de mis padres y mis médicos, fui comprendiendo, aceptando y aprendiendo a vivir con mi enfermedad; que si bien no se puede curar, sí se puede controlar siguiendo el tratamiento adecuado y no menos importante, teniendo un diagnóstico oportuno y certero.

También es muy importante educarnos a nosotros como pacientes y a nuestros familiares sobre el Asma para evitar este tipo de situaciones y confusiones, así como de nuestros cuidados y tratamientos.

Actualmente tengo 31 años, mi Asma está controlada, aunque algunas veces he tenido recaídas y he podido terminar la carrera de Química Farmacéutica Bióloga, y aunque me diagnosticaron una nueva enfermedad llamada Artritis Reumatoide Juvenil, sigo adelante y casi termino mi Maestría en Bioquímica Clínica.

Paciente 2: Valentía

Asma…

Hablar del asma que padezco me resulta… muy frustrante, no me gusta tenerla, me deprime, me enoja y me saca de quicio.

¿Desde cuándo la padezco? Desde fines del 2010, pero me la diagnosticaron a principios del 2013.

¿Por qué se desató? Por stress, por angustia, por miedo, por dolor, por desesperación, por desesperanza, por insatisfacción, por falta de voluntad y auto motivación, por falta de amor propio, por falta de aceptación a mi vida, a las circunstancias y a los demás, por dependencia emocional, psicológica y material, por resentimientos, por odio e ira, por vivir en y del pasado, por inseguridad, por soledad…

Los primeros síntomas y el primer ataque (1ª asfixia) aparecieron a raíz de la hospitalización por 3 semanas de mi Padre y el agravarse su salud. No recuerdo que fue primero, si el ataque o los síntomas. Mi Padre estuvo al borde de la muerte, con catéter al corazón y una semana en terapia intensiva, tres días inconsciente. Los síntomas y el primer diagnóstico fueron mientras mi Padre estuvo hospitalizado; el encargado de ponerle oxígeno se dio cuenta de mi tos persistente, mi agitación al subir las escaleras... me dijo que fuera a que me pusiera oxígeno y que también me haría una espirometría. El ponerme oxigeno mejoro mi respiración, la espirometría arrojo que si lo padecía y el broncodilatador lo confirmó.

La primera asfixia vino una madrugada con un acceso de tos muy fuerte, no podía parar de toser pero tampoco podía jalar aire por la boca ni respirar... quería gritar por ayuda a mi hijo o a mi Padre sin embargo no podía, me empecé a angustiar y me dio pánico, creí que me moría, pensaba en la pena que tendría mi Padre, en que se agravaría más y podía morir también el dejando sólo a mi hijo; lo único que pude hacer fue pensar en relajarme y tranquilizarme, dormirme y prometer cuidarme, y ver de qué manera podía tener a mis gatos para que no me fueran a afectar;(¡ ah, porque! Cómo critican mi mamá y una de mis tías que todo es culpa de mis gatos...). Porque estaba y estoy decidida a no sacarlos de mi vida hasta que se hagan viejitos (es una promesa que me hice antes del asma). Al día siguiente o días después le conté esto a mi Padre y su única y amorosa reacción fue: ¿y porque no me dijiste antes?

El segundo ataque fue a los pocos meses de estar viviendo ya sola con mi hijo y de mi papá estar en el asilo... no fue tan fuerte como el primero, y me repuse rápido, no fue necesario intentar siquiera llamar a mi hijo. Fue en la noche, no llevaba mucho dormida. Más ataques no he tenido hasta el momento, sin embargo he tenido dolor de pecho y las alergias son más periódicas.

No importa lo que sea, asma, rinitis o bronquitis, la cosa es que me pone de muy mal humor y me deprime mucho el dolor, el ardor, la sofocación, tomar medicamentos y no ser capaz de hacer muchas cosas porque no puedo, o si puedo pero me siento fatal. Dolores de cabeza, no poder respirar, agitación, taquicardias, sueño, cuerpo cortado, cuidados extremos y hasta dependencia económica para comprar las malditas medicinas.

Estar enferma y/o incapacitada para mí es una vergüenza y una debilidad, ser tan vulnerable me vuelve una fiera. Toda mi vida he estado enferma y siempre me han dicho hipocondriaca, que exagero... cuando mejor he estado es cuando no me ata nada emocionalmente, que solo vivo para mí, que estoy delgada y soy muy arreglada y hasta vanidosa... las grandes tragedias y los grandes golpes son los que destrozan mi vida y mi salud, por eso ya no quiero querer a nadie, ni tener una pareja… solo mis gatos.

Paciente 3: La solitaria

Me diagnosticaron asma a los 24 años, cuando tuve a mi primer bebé, fue muy triste porque a las dos semanas de su nacimiento tuve que ser internada por toda una semana, porque padecí una crisis asmática grave. Me asusté mucho y llegué a pensar que moriría. Posteriormente, recorrí un gran número de hospitales, ya que mi asma no podía ser controlada, no podía respirar bien la mayor parte del tiempo y los medicamentos no me servían, cuando más me preocupe, es cuando me mandaron un medicamento inyectado, que me calmaba las crisis pero me hacia engordar terriblemente, mis mejillas estaban muy grandes y eso me deprimía mucho. Ya no quería salir a ningún lado, me daba mucho miedo pensar que pudiera darme una crisis en la calle o manejando con la compañía de mi hijo.

Un día tuve una crisis en casa de una de mis cuñadas y se asustaron tanto que me llevaron a urgencias del Instituto Nacional de Enfermedades Respiratorias.

Me atendieron muy bien, estuve semana y media internada. Cuando me dieron de alta me dieron una nueva cita para mi control. El médico que me atendió del cual no recuerdo su nombre, fue muy amable y me mandó unos medicamentos maravillosos, muy caros pero que mantuvieron estable durante un largo tiempo. Posteriormente me recomendaron asistir con la Psicóloga, una persona muy linda, que me recibió con una gran sonrisa y me trato con mucho cariño y me escuchó todo lo que tenía que contarle. Estuve con ella aproximadamente 6 meses y eso me ayudó de manera muy importante a conocer mi enfermedad, a aprender a cambiar mi estado de ánimo y mis pensamientos.

Doy gracias al INER porque desde que llegué ahí no he vuelto a tener ninguna hospitalización ya llevo 7 años;

La aceptación depende de ti.

La felicidad consiste esencialmente en una actitud mental y depende solo muy secundariamente de los factores externos. Así pues, no permitas que los problemas de la pobreza, la enfermedad o el pesar ahoguen tu felicidad. Busca, en cambio; en tu interior, y encontrarás allí la suprema Fortaleza que necesitas para vencer cuánto obstáculo o tentación puedan presentársete. El secreto para despertar ese indomable poder que se oculta dentro de ti reside en permanecer siempre alegre, incluso en medio de circunstancias adversas. Solamente cuando pierdes la ecuanimidad mental te vuelves vulnerable al sufrimiento. Por lo tanto, cada vez que las dificultades te acosen, recurre al bálsamo de la alegría y aplícalo hasta que logres restaurar la calma y el equilibrio en tu ser.

REFERENCIAS

1.-   Anand VK: Sinusitis Bench to Bedside. Otolaryng Head Neck Surg 1997; 116: 6:2:S-S19.

2.-   Baker JD; E W. Capron y J. Azorlosa. Family environment characteristics of persons with histrionic and dependent personality disorders Journal of Personality Disorders. 10; 1996, 82-87.

3.-   Barnes P.J.; Rodger IW. Thopmson NC. Asthma basic mechanisms and clinical management. New York. Academic Press. 1989.

4.-   Barnes PJ. Poorly perceived asthma. Thorax. 1992; 47:408-9.

5.-   Beck AT, AJ Rush, BF. Shaw y G Emery. Cognitive therapy and depression. Nueva York. Guilford Press, 1979 (trad. cast: Terapia cognitiva de la depression- Bilbao- Desclée de Brouwer, 1998.

6.-   Beck, A T. Thinking and depression: I. Idiosincratic content and cognitive distortions. En Archives of General Psychiatry No.9, 1963. P 324-344.

7.-   Beck A.T; Freeman y col- Cognitive Therapy of Personality Disorders. Nueva York, Guilford Press, 1990 (trad. cast: Terapia Cognitiva de los trastornos de la personalidad, Barcelona, Paidós, 1995.

8.-   Beck JS Cognitive Therapy. Basics and beyond. Nueva York. Guildford Press 1995.

9.-   Bernstein, D.A y T.D. Borkovec. Progressive relaxation training. A manual for the helping professionals. Champaign, IL Research Press. 1976.

10.-   Boulet L-P, Leblanc P, Turcotte H. Perception scoring of induced bronchoconstriction as an index of awareness of asthma symptoms. Chest. 1994;105: 1430-3.

11.-   Busse WW Mechanism and advances in allergic diseases. J Allerg Clin Immunnol 2000; 195 (6);2.

12.-   Campbell EJM, Howell JBL. The sensation of breathlessness. Br Med Bull. 1963; 19:36-40.

13.-   Cano Vindel A. Asma y Emociones. Ansiedad, ira, tristeza y depression. Facultad de Psicología Universidad Complutense de Madrid. www. Madridmasd.org 2012.

14.-   Clark D.M. Anxiety disorders. Why they persist and how to treat them – Behaviour Rrserach and Therapy. 37 (supl) 1999. Pags. 5-27.

15.-   Coté J. Cartier A. Malo JL Rouselau M Boulet JP. Compliance with peak expiratory flow monitoring in home management of asthma. Chest. 1998; 113-968-972.

16.-   Chung KF, Barnes PJ. Cytokines in asthma. Thorax. 1999; 54. 825-857.

17.-   Davidoff, Linda. 1989." Introducción a la Psicología". Edit. Mc Graw Hill. Buenos Aires p. 409-414.

18.-   De Ridder D, Geenen R, van Middendorp H. ¿Qué es una enfermedad crónica?. Lancet 372 (9634): 246-255, 2008.

19.- Dyer CAE. Sinclair AJ. A hospital based case-control study of quality of life in older asthmatics. Eur Resp J 1997; 10.: 337- 341.

20.- Ellis A. Reason and emotion in psychotherapy. New York. Lyle Stuart.1962 (trad. Cast.: Razón y Emoción en psicoterapia. Bilbao. Desclée de Brouwer. 1998.

21.- Ellis A. Auto-Eroticism- A psychological study; en Alientist and Neurologist N- 19 1898 p: 260-299.

22.- Goleman Daniel. 1996. "Inteligencia Emocional" Edit. Mc Graw Hill. México p. 411-415.

23- Holgate ST. The epidemic of allergy and asthma. Nature 1999; 402:B2-B4.

24.- Ignacio-García JM. González- Santos P. Asthma self-management education program by home monitoring of peak expiratory Flow. Am L Respir Crit Care Med 1995; 151: 353-359.

25.- Iniciativa Global para el asma (GINA). Estrategia Mundial para la prevención y manejo del asma. 2012.26.- Instituto Nacional de Enfermedades Respiratorias. Coordinación de Institutos nacionales de Salud. Secretaría de Salud. Informe de labores 2000-2001; pp 133.

26.- Juniper FE, Gordon HG, Robert SE, Ferrie PG; Jaeschke R. Khiller T. Evaluation of impairment of health related quality of life on asthma development of a questionnaire for use in clinical trials. Thorax. 1992; 47:76-83.

27.- Lazarus RS. Psychological stress and the coping process. New York Mc Graw Hill Book.1966.

28.- López GM, Carmen GV, María M.Lagerrola. Neumología. El paciente con asma bronquial MSD. Wwww.msd.es. 1-VI-07.

29.- Martínez-Moragón E, Perpiñá M, Belloch A, De Diego A, Martínez-Francés ME. Percepción de la disnea durante la broncoconstricción aguda en los pacientes con asma. Arch Bronconeumol. 2003; 39:67-73.

30.- Martínez-Moragón E, Perpiñá M, Belloch A, De Diego A, Martínez-Francés ME. Determinants of dyspnea in patients with different grades of stable asthma. J Asthma. 2003; 40:375-82.

31.- National Asthma Education and Prevention Program Guidelines for de diagnosis and management of asthma U.S. Department of health and human Services. NIH Publication 97 -4051; 1997

32.- Nauta WJH, Feirtaig M. Affect and motivation the limbic system. En: Nauta WJH, Feritag M.: Fundamental neuroanatomy. New York WH Freeman, 1986.

33.- Papez JW. A proposed mechanism of emotion. Arch Neurol Psychiatry 1937; 38:725-743.

34.- Pyt C. Omer Van den B et al. A study of the relationship among self report noncompliance, symptomatology and psychological variables in patients with asthma. Journal of Asthma 2000; 37(6): 503-510.

35.- Rietveld S; Everaerd W. Creer TL. Strees Induced asthma: A review of research and potencial mechanism. Rev Clinic & Experimental Allergy 2000: 30(8): 1058-1066.

36.- Shepard D. Mechanism of acute increases in airway responsiveness caused by environmental chemicals. J Allergy Clin Immunol. 1988; 81: 128-132.

37.- Tatto Cano MI, Sanin-Aguirre LH. González V, Ruiz-Velasco S, Romieu I. Prevalencia del asma Clin Exp Allergy. 1999;29: 1304-08.

38.- Tarlo M. S.; Cullinan P. Nemery B. Occupational and envoronmental Lung Diseases. Diseases from Work; Home, Outdoor and other exposures. Ed. Wiley- Blackwell. Printed Singapur by Markono Print Media Pte Ltd. 2010.

39.- Vargas MH, Sienra Monje J, Díaz-Mejía GS, Olvera Castillo R. De León-González M. Grupo de estudio del asma en el niño. Aspectos epidemiológicos del asma en México. Gac. Med. Mex 1999, 132:255-265.

40.- Vargas MH, Díaz-Mejía GS, Furuya MEY, Salas J, Lugo A. Trends of asthma in México an 11-year analysis in a nationwide institution – Thorax. 2001: 56: 312-314.

41.- Marco Amezcua Morales. Colección las enseñanzas del Tío Pancho que consta de 4 libros. LIBRO II CONSCIENCIA. Edit. Camino Rojo. 2012.